Alimentos para el Embarazo Volumen 2

Guía para madres: conoce los mejores suplementos y nutrientes para que tu bebé consiga un desarrollo saludable

MIA ANGELS

El contenido de este libro no puede ser reproducido, duplicado o transmitido sin el permiso escrito directo del autor.

Bajo ninguna circunstancia se tendrá responsabilidad legal o culpa contra el editor por cualquier reparación, daño o pérdida monetaria debida a la información aquí contenida, ya sea directa o indirectamente.

<u>Aviso Legal:</u>

Este libro está protegido por derechos de autor. Esto es sólo para uso personal. Usted no puede enmendar, distribuir, vender, usar, citar o parafrasear ninguna parte o el contenido de este libro sin el consentimiento del autor.

<u>Aviso de descargo de responsabilidad:</u>

Tenga en cuenta que la información contenida en este documento es sólo para fines educativos y de entretenimiento. Se ha hecho todo lo posible por proporcionar información completa, precisa, actualizada y fiable. No hay garantías de ningún tipo expresas o implícitas. Los lectores reconocen que el autor no está involucrado en la prestación de asesoramiento legal, financiero, médico o profesional. El contenido de este libro ha sido derivado de varias fuentes. Por favor, se recomienda consultar a un profesional con licencia antes de intentar cualquier técnica descrita en este libro.

Al leer este documento, el lector acepta que, en ninguna circunstancia, el autor es responsable de las pérdidas, directas o indirectas, que se produzcan como resultado del uso de la información contenida en este documento, incluyendo, pero no limitándose a, errores, omisiones o inexactitudes.

Tabla de Contenidos

Introducción

El embarazo es un momento de anticipación y excitación, pero algunas mujeres experimentan algunas complicaciones como anemia, presión arterial alta o sangrado durante el embarazo. Hay varias otras complicaciones que pueden experimentar durante el mismo.

En el primer volumen, usted aprendió sobre los diferentes nutrientes que debe consumir durante el embarazo, y cuando tiene deficiencia de alguno de esos, hay más posibilidades de que haya complicaciones durante el parto. A lo largo de este libro, usted recopilará información sobre las diferentes complicaciones que experimentan las mujeres durante el embarazo debido a deficiencias o de otro tipo. También recopilará información sobre lo que las mujeres pueden hacer para prevenir estas complicaciones.

Debido a que la mayoría de las complicaciones surgen gracias a alguna deficiencia en un nutriente importante, usted necesitará tomar suplementos. Este libro también da esperanza sobre los diferentes suplementos que puede tomar para prevenir esa deficiencia. También recopilará información sobre los diferentes ejercicios que puede realizar para facilitarle las cosas durante el embarazo y el parto. Es importante que tenga cuidado al realizar estos ejercicios para poder evitar complicaciones en el futuro. Hay algunas pruebas que debe hacerse durante el embarazo para asegurar la salud de su bebé y la suya. Estas pruebas han sido enumeradas en este libro.

Gracias por comprar el libro. Espero que reúnas toda la información que buscas.

Capítulo Uno: Suplementos que se deben tomar durante el embarazo

El embarazo es una experiencia muy feliz y uno de los momentos más emocionantes en la vida de una mujer. Sin embargo, puede ser abrumador y confuso para algunas mujeres. Numerosos anuncios, revistas y artículos en Internet aconsejan a una mujer sobre cómo debe mantenerse saludable durante su embarazo. Las mujeres son conscientes de que nunca deben fumar, beber alcohol o consumir mariscos con alto contenido de mercurio durante el embarazo. Pero pocos son conscientes de que algunas vitaminas, suplementos herbales y minerales también deben ser evitados. Se vuelve muy complicado identificar aquellos suplementos que son seguros y que no se pueden tomar durante el embarazo, ya que esta información varía de una fuente a otra. Este capítulo dará esperanza sobre los diferentes suplementos que puede tomar y los que debe evitar durante su embarazo.

¿Por qué tomar suplementos durante el embarazo?

Es importante que usted consuma los nutrientes adecuados en cada etapa de su vida, pero es especialmente importante consumir estos nutrientes durante su embarazo ya que una mujer embarazada necesitará nutrir su cuerpo y también ayudar en el desarrollo del feto.

El embarazo aumenta la necesidad de nutrientes

Una mujer necesitará aumentar su ingesta de macronutrientes durante el embarazo, y estos macronutrientes incluyen grasas, carbohidratos y proteínas. Esto ha sido tratado en detalle en el primer volumen del libro. La necesidad de micronutrientes aumentará en gran medida durante el embarazo. Las vitaminas y los minerales ayudan a apoyar el crecimiento fetal y materno en cada etapa del embarazo. Estos nutrientes son importantes para apoyar algunas funciones críticas como la señalización y el crecimiento celulares. A algunas mujeres les resulta fácil satisfacer estas necesidades crecientes a través de su dieta, mientras que a otras no. Estas mujeres necesitarán tomar suplementos por varias razones, aquí presentamos alguna de ellas:

1. Para prevenir las deficiencias de nutrientes, algunas mujeres pueden tener algunas deficiencias en las vitaminas y minerales esenciales, y es importante corregir estas deficiencias. Una escasez de nutrientes puede llevar a numerosas complicaciones durante el embarazo y defectos de nacimiento.

2. Para prevenir vómitos severos y náuseas. Esta afección se denomina hiperémesis gravídica y puede llevar a deficiencias de nutrientes y pérdida de peso.

3. Prevenir las carencias de micronutrientes causadas por el seguimiento de dietas específicas. Algunas mujeres consumen una dieta vegana o vegetariana porque tienen algunas alergias e intolerancias alimentarias. Necesitan tomar suplementos para prevenir estas deficiencias.

4. Para satisfacer la creciente necesidad de folato y vitamina C. Algunas mujeres tienen dificultades para dejar de fumar incluso durante el embarazo, y esto

aumentará su necesidad de folato y vitamina C.

5. Asegurar una nutrición óptima tanto para la madre como para sus bebés si la madre lleva más de un bebé. Cuando una mujer está embarazada de varios bebés, tendrá que aumentar su ingesta de nutrientes para que pueda proporcionar una nutrición adecuada a todos ellos.

6. Si una mujer consume una dieta deficiente o tiene dificultades para consumir los alimentos adecuados, deberá tomar algunos suplementos para evitar cualquier deficiencia de vitaminas o minerales.

Algunos expertos del Congreso Americano de Obstetricia y Ginecología aconsejan a todas las mujeres embarazadas que tomen suplementos de ácido fólico y vitaminas prenatales durante el embarazo. Estos suplementos ayudarán a prevenir cualquier defecto o deficiencia congénita. Es por esta razón que las madres a menudo toman suplementos.

Suplementos herbales durante el embarazo

Durante el embarazo, las mujeres no necesariamente tienen que tomar suplementos vitamínicos o minerales. También pueden tomar suplementos herbales. Un estudio encontró que cerca del 15.4% de las mujeres en los Estados Unidos usaron suplementos herbales durante su embarazo. Cerca del 25% de estas mujeres no consultaron a sus médicos cuando estaban tomando estos suplementos. Algunos suplementos herbales se pueden tomar durante el embarazo, pero hay otros que son malos para las mujeres durante el mismo. Algunas hierbas ayudan a reducir el riesgo de complicaciones durante el embarazo, como el malestar estomacal o las náuseas. Sin embargo, algunos suplementos herbales son dañinos tanto para la madre como para el feto. Hay muy poca investigación que hable sobre los beneficios de usar suplementos herbales.

Suplementos considerados seguros durante el embarazo

Al igual que cualquier medicamento que usted tome, cualquier suplemento herbario o de micronutrientes que tome durante su embarazo debe ser tomado bajo la supervisión de su médico. Esto es para asegurar que usted tome los suplementos en cantidades seguras. Usted siempre debe comprar estos suplementos de las marcas correctas, para que los suplementos sean de alta calidad y sean seguros de tomar.

Vitaminas prenatales

Se aconseja a todas las mujeres que tomen vitaminas prenatales durante el embarazo, y estas vitaminas han sido formuladas para satisfacer la creciente demanda de estos nutrientes durante el embarazo. Estas vitaminas deben tomarse antes de concebir al bebé y durante todo el proceso del desarrollo del bebé. Algunos estudios muestran que las vitaminas prenatales ayudan a reducir el riesgo de parto prematuro y preeclampsia. Esta última es una complicación peligrosa que se produce debido a la hipertensión y a la presencia de proteínas en la sangre. Las vitaminas prenatales no son demandadas para reemplazar una dieta saludable, pero ayudarán a prevenir cualquier deficiencia ya que proveen a la mujer embarazada con los nutrientes requeridos. Algunas vitaminas prenatales contienen minerales y vitaminas que una mujer necesitaría consumir durante su embarazo. Usted no necesitará tomar ningún otro suplemento a menos que se lo indique su médico. Algunas vitaminas prenatales recetadas por su médico estarán disponibles sin receta médica.

Folato

El folato es una vitamina B, que desempeña un papel importante en la síntesis del ADN, la producción de glóbulos rojos y el crecimiento y desarrollo del feto. El ácido fólico se encuentra en muchos suplementos y esta es la forma sintética del folato mineral. Este ácido se convertirá en L-metilfolato, que es la forma activa de folato. Los nutricionistas y los médicos recomiendan que las mujeres aumenten su consumo de folato hasta 600 ug por día. Esto ayudará a reducir el riesgo de desarrollar anormalidades congénitas y defectos del tubo neural. A través de la dieta se obtienen cantidades adecuadas de folato, pero muchas mujeres no comen la cantidad requerida de alimentos ricos en folato. Esto hace que sea importante para ellos tomar suplementos.

Hierro

Las mujeres necesitarán más hierro durante el embarazo, ya que el volumen de sangre aumentará en un cincuenta por ciento durante el embarazo. El hierro es un mineral esencial para el desarrollo saludable y el crecimiento de la placenta y el feto. Este mineral también es importante para transferir oxígeno a todo el cuerpo. La mayoría de las mujeres tienen deficiencia de hierro durante el embarazo, y la anemia durante este se asocia con anemia infantil, parto prematuro y depresión materna. Se recomienda que las mujeres consuman al menos 27 mg de hierro todos los días, y las mujeres pueden obtener esta cantidad de hierro a través de las vitaminas prenatales. Dicho esto, las mujeres con anemia o deficiencia de hierro necesitarían consumir dosis más altas. Si usted no tiene deficiencia de hierro, no debe consumir más de la cantidad requerida de hierro para evitar cualquier efecto secundario, incluyendo niveles anormalmente altos de hemoglobina, estreñimiento y vómitos.

Vitamina D

La vitamina D es una vitamina liposoluble, que es utilizada por el cuerpo para mantener la salud de los huesos, mejorar la función del sistema inmunológico y ayudar en la división celular. Cualquier deficiencia de esta vitamina puede provocar preeclampsia, diabetes gestacional, parto prematuro y cesárea durante el parto. Se recomienda que las mujeres tomen al menos 600 UI de vitamina D al día. Dicho esto, algunos expertos sugieren que las mujeres necesitan más vitamina D durante el embarazo. Usted siempre debe hablar con su médico acerca de su consumo de vitamina D durante el mismo.

Magnesio

El magnesio es un mineral importante que las mujeres deben consumir durante el embarazo. Este mineral es una enzima utilizada en la mayoría de las reacciones químicas que tienen lugar en su cuerpo, y también juega un papel crítico en la función nerviosa, inmunológica y muscular. Si usted tiene deficiencia de este mineral, puede aumentar el riesgo de parto prematuro e hipertensión. Algunos estudios sugieren que tomar suplementos de magnesio ayudará a reducir el riesgo de cualquier complicación como el nacimiento prematuro y la restricción del crecimiento fetal.

Jengibre

El jengibre es una raíz que se utiliza a menudo como un suplemento herbario y una especia. El jengibre se utiliza a menudo como un suplemento para reducir las náuseas, que son causadas por la quimioterapia, el mareo o el embarazo. El jengibre es eficaz y seguro para tratar los vómitos y las náuseas causadas por el embarazo. Las mujeres tendrán náuseas y vómitos durante el primer trimestre, y a veces también pueden experimentar náuseas graves durante todo el proceso de gestación. El jengibre ayudará a reducir esta complicación, pero todavía hay algunas investigaciones que necesitan ser conducidas para identificar la dosis segura de esta raíz.

Aceite de pescado

Si recuerdas del primer volumen, hablamos de cómo el aceite de pescado contiene los dos ácidos grasos esenciales EPA y DHA. Estos aceites son importantes para el desarrollo del cerebro del feto. Usted puede tomar suplementos de EPA y DHA para estimular el desarrollo del cerebro del feto y reducir el riesgo de depresión materna. Todavía hay algunas investigaciones que necesitan ser realizadas para confirmar esto. Algunos estudios muestran que la EPA y el DHA ayudan a mejorar la función cognitiva en los bebés. Por ejemplo, un estudio que se llevó a cabo utilizó 2.399 mujeres, pero no hubo diferencias en el desarrollo cognitivo entre los bebés de madres que usaron suplementos de aceite de pescado y los bebés de madres que no tomaron ningún suplemento de aceite de pescado. Este estudio también concluyó que no hubo un efecto fuerte de este suplemento sobre la depresión materna. Sin embargo, el estudio encontró que los complementos de aceite de pescado sí ayudaron a reducir el riesgo de nacimiento prematuro y también ayudaron en el desarrollo de los ojos del feto. Es importante que la madre mantenga los niveles de DHA requeridos en su cuerpo para asegurar que el feto se desarrolle bien. Se aconseja a las mujeres embarazadas que consuman al menos dos o tres porciones de pescado bajo en mercurio como el abadejo, las sardinas y el salmón todas las semanas.

Probióticos

Dado que es importante que las mujeres mantengan su salud intestinal durante el embarazo, se decantan por los probióticos. Los probióticos son microorganismos vivos que benefician la salud del sistema digestivo. Muchos estudios muestran que es seguro para las mujeres tomar probióticos durante el embarazo, y aún no se han identificado efectos secundarios, excepto el riesgo de alguna infección que puede ser causada por los probióticos. Numerosos estudios muestran que complementar su dieta con probióticos reducirá el riesgo de desarrollar depresión postparto, dermatitis, diabetes gestacional y eczema infantil. Todavía se está investigando el uso de probióticos durante el embarazo, y se están descubriendo los efectos de los probióticos en la salud fetal y materna.

Suplementos a evitar durante el embarazo

Es importante que complemente su cuerpo con algunos micronutrientes o hierbas, pero hay algunos que debe evitar.

Vitamina A

La vitamina A es importante para el desarrollo del sistema inmunológico y la visión del feto, pero demasiada vitamina A puede provocar toxicidad en el cuerpo. El cuerpo almacena el exceso de vitamina A en el hígado, que se acumula en el mismo y causa daño hepático. También puede causar algunos defectos de nacimiento. Por ejemplo, se sabe que las cantidades excesivas de vitamina A en el cuerpo causan algunos defectos congénitos de nacimiento en los bebés. Las mujeres embarazadas obtendrán suficiente vitamina A de su dieta y a través de las vitaminas prenatales, y es por esta razón que se les aconseja no tomar ningún suplemento.

Vitamina E

La vitamina E es una vitamina liposoluble, que desempeña numerosas funciones en el cuerpo, y participa en la mejora de la función del sistema inmunológico y la expresión génica. Esta vitamina es importante para la salud, pero se aconseja a las mujeres que nunca tomen suplementos de vitamina E durante el embarazo. Los suplementos de vitamina E no mejoran la salud tanto de la madre como del bebé, y pueden causar dolor abdominal o romper el saco amniótico.

Cimicifuga negra

El cohosh en bloque es una planta que se utiliza por numerosas razones, incluyendo el control de los cólicos menstruales o los sofocos. Esta hierba es un miembro de la familia de los ranúnculos, y no es seguro tomar esta hierba durante el embarazo, ya que puede provocar un parto prematuro o un aborto espontáneo debido a que causa contracciones uterinas. También se sabe que esta hierba causa algo de daño al hígado.

Goldenseal

El *goldenseal* es una planta que se utiliza para tratar la diarrea y las infecciones respiratorias. Es un suplemento dietético, pero hay muy poca evidencia que pueda confirmar la seguridad y los efectos de la hierba en el cuerpo. Esta hierba contiene una sustancia llamada berberina, que se sabe que causa más daño a los bebés, y puede llevar al desarrollo de una condición llamada kernicterus. Esta afección puede causar daño cerebral o la muerte. Es por esta razón que se aconseja a las mujeres que eviten esta hierba durante el embarazo.

Dong quai

El dong quai es una raíz medicinal popular utilizada en la medicina china desde hace más de mil años. Se utiliza para tratar numerosos problemas desde la presión arterial alta hasta los cólicos menstruales, pero hay muy poca evidencia que sugiera que esta hierba es segura de usar durante el embarazo o incluso de otra manera. Es importante que evite usar esta hierba durante su embarazo ya que puede aumentar el riesgo de aborto espontáneo ya que estimula las contracciones uterinas.

Yohimbe

Yohimbe es un suplemento que se obtiene de la corteza de un árbol nativo de África. Este suplemento es un remedio herbal usado para tratar numerosas condiciones como la obesidad y la disfunción eréctil. Es importante que nunca use esta hierba durante su embarazo porque está asociada con numerosos efectos secundarios como ataques cardíacos, convulsiones y presión arterial.

Suplementos Herbales Considerados Inseguros Durante el Embarazo

Algunos suplementos que usted debe evitar son:

- Trébol rojo
- Palma enana americana
- Pennyroyal
- Tansy
- Ajenjo
- Aquilea
- artemisa
- Cimicifuga azul
- Angelica

- Efedra

Capítulo Dos: Anemia en el Embarazo

Algunas mujeres se vuelven anémicas durante el embarazo. Esto significa que el número de glóbulos rojos disminuye en su cuerpo. La anemia la hará sentir muy cansada durante el embarazo, pero hay algunas maneras de controlarla. Si está anémica durante el embarazo, estará más cansada de lo normal.

¿Qué son los glóbulos rojos?

Las células de su cuerpo se llaman glóbulos rojos y su función es transportar oxígeno a través de su cuerpo. El oxígeno a menudo se transporta desde el corazón hasta el cerebro, la piel, los músculos, los riñones y cualquier otra parte del cuerpo. Estas células se producen en la médula ósea de los huesos. Los glóbulos rojos pueden transportar el oxígeno a través del cuerpo debido a la proteína hemoglobina. Si desea asegurarse de que tiene suficiente hemoglobina en su cuerpo, necesitará consumir vitamina B12, folato y hierro. Estos nutrientes ayudan al cuerpo a producir la hemoglobina que necesita.

¿Qué es la anemia?

Usted es anémica si su cuerpo no tiene el número requerido de glóbulos rojos para llevar oxígeno a su bebé y a todo su cuerpo. Es común tener una anemia leve durante el embarazo, y si está ligeramente anémica durante el embarazo, estará un poco cansada. Si usted tiene anemia severa, estará constantemente sin aliento y estará terriblemente débil, irritable y mareado y también puede encontrar muy difícil concentrarse en cualquier tarea que esté realizando. Usted también encontrará que su corazón se acelera de vez en cuando.

¿Por qué las mujeres se vuelven anémicas durante el embarazo?

Cuando una mujer está embarazada, su cuerpo cambiará. Estos cambios son necesarios para promover el crecimiento del bebé. Cuando usted está embarazada, su cuerpo necesitará producir mucha más sangre. Una mujer que no está embarazada tendrá cerca de cinco litros de sangre en su cuerpo, pero cuando está embarazada, tendrá al menos ocho litros de sangre en su cuerpo. El cuerpo necesita mucho folato, hierro y vitamina B12 para aumentar el número de células en el cuerpo, y también producir la hemoglobina extra. La anemia es causada principalmente por la deficiencia de hierro durante el embarazo. Cuando usted está embarazada, debe recordar consumir por lo menos tres veces la cantidad de hierro que consumiría cuando está menstruando. Desafortunadamente, es difícil para el cuerpo absorber el hierro, y esto dificulta la producción de hemoglobina. Es por esta razón que las mujeres tienen un mayor riesgo de ser anémicas durante el embarazo.

Exámenes para Anemia

Cuando se entere de que está embarazada y vaya a visitar al médico, se le pedirá que se haga un análisis de sangre que le ayudará a comprender su nivel de hemoglobina. Si hay alguna anomalía en este examen, es posible que sea necesario realizar más exámenes para verificar los niveles de folato, hierro y vitamina B12 en el cuerpo. Es posible que también necesite hacerse algunas pruebas que arrojen algo de luz sobre los trastornos hereditarios.

Riesgos asociados con la anemia durante el embarazo

La mayoría de las mujeres están cansadas durante el embarazo, pero la anemia empeora esta condición. Te hará sentir sin aliento y cansada. La probabilidad de que usted requiera una transfusión de sangre una vez que dé a luz a su bebé aumentará. La anemia puede aumentar el riesgo de bajo peso al nacer y de parto prematuro, y también existe la posibilidad de que su hijo esté anémico.

¿Cómo puedo evitar la anemia durante el embarazo?

Usted puede evitar la anemia durante el embarazo de las siguientes maneras:

- Comience siempre su embarazo con buena salud
- Asegúrese de comer los alimentos adecuados durante el embarazo
- Tomar suplementos si es necesario

Comenzar un embarazo con buena salud

Si está tratando de quedar embarazada, primero debe reunirse con su médico y hacerse un chequeo completo de su cuerpo. Usted necesitará pedirle a su médico que le aclare algunas condiciones como la anemia, y también que le pregunte a su médico acerca de los suplementos que usted podría necesitar tomar para el folato. Los médicos a menudo aconsejan a las mujeres que tomen un suplemento de folato durante un mes antes de quedar embarazadas, y que continúen tomando ese suplemento hasta el final del primer trimestre. Esto ayuda a reducir el riesgo de espina bífida y otros defectos del tubo neural. Se aconseja a las mujeres que tomen al menos 0.5 miligramos de ácido fólico todos los días durante su embarazo, pero esta cantidad varía si la mujer está embarazada. Asegúrese de que siempre discuta sus condiciones con su médico para evitar que empeore la situación.

Comer bien durante el embarazo

Como se menciona en el primer volumen del libro, es importante que usted coma los alimentos adecuados. Usted puede reducir el riesgo de ser anémico consumiendo alimentos ricos en hierro, como cereales y panes fortificados con hierro, espinacas, huevo, fruta seca y carne. La vitamina B12 se encuentra en productos lácteos, huevos, mariscos, carne y pescado. Las verduras de hoja verde, el muesli, los frijoles, la carne de res, el brócoli, los espárragos y las coles de Bruselas son ricos en ácido fólico, y se aconseja que consuma estos alimentos para reducir el riesgo de anemia. Si usted es vegetariano, debe reemplazar la carne y el pescado con frijoles, lentejas, leche de soja, huevos y tofu. También debe reunirse con un dietista para aprender más acerca de cómo puede mejorar su nutrición, y también recopilar información acerca de los diferentes suplementos que puede necesitar tomar. Es mejor evitar el té y el café inmediatamente después de una comida, y también consumir cítricos para mejorar la capacidad de su cuerpo para absorber el hierro que se encuentra en los alimentos que consume. Esto ayudará a prevenir la anemia.

Suplementos

A las mujeres se les aconseja tomar algunos suplementos de ácido fólico durante el embarazo, y también se les aconseja consumir alimentos ricos en folato. A muchas mujeres se les exige que tomen suplementos de hierro, especialmente cuando tienen un mayor riesgo de presentar deficiencia o son deficientes. A los vegetarianos se les pide a menudo que tomen suplementos de la vitamina B12, y si a usted se le ha pedido que tome esos suplementos debe hablar con su médico para aprender acerca de los efectos secundarios de los suplementos y lo que debe hacer para evitarlos.

Capítulo tres: Sangrado durante el embarazo

Es común que las mujeres sangren durante el embarazo, pero cualquier signo de sangrado vaginal es peligroso. Si nota que está sangrando por la vagina, debe consultar a su médico o inmediatamente. Es importante identificar la causa de la hemorragia inmediatamente, aunque no se debe a ningún problema grave. Si nota que está sangrando por la vagina, debe ponerse en contacto con su médico inmediatamente. Existe la posibilidad de que usted pueda tener algún sangrado leve durante las primeras semanas de su embarazo, y esto se llama manchado. Usted sangra en este momento ya que el feto se habría plantado en las paredes del útero. Esta hemorragia también se denomina hemorragia por implantación y se produce alrededor del momento de la primera regla después de haber concebido.

Causas de la hemorragia

El sangrado vaginal durante los primeros dos meses de embarazo puede ser un signo de embarazo ectópico o aborto espontáneo. El embarazo ectópico es la condición en la que el feto se implanta en la trompa de Falopio. Dicho esto, muchas mujeres que han tenido sangrado vaginal durante esta etapa tienen embarazos exitosos y dan a luz a bebés sanos. El sangrado vaginal puede ser causado por otras causas durante los próximos meses de embarazo. Algunas de las causas se han enumerado en esta sección.

Cambios en el cuello uterino

Si usted tiene relaciones sexuales durante el embarazo, las células en el cuello uterino cambiarán. Se volverán más sensibles y pueden causar sangrado. Esta afección se denomina ectropión cervical, que es una afección inofensiva. Muy a menudo usted puede desarrollar infecciones vaginales, lo cual puede llevar a sangrado.

Sangre con moco vaginal

La mayoría de las mujeres tienen este tipo de sangrado en el último trimestre. Durante el embarazo, hay un tapón de moco que cubre o sella el cuello uterino. El moco se mezclará con la sangre cuando el tapón se desprenda. Esto significa que las células del cuello uterino están cambiando y que su cuerpo se está preparando para entrar en las primeras etapas del trabajo de parto. Este tipo de sangrado ocurrirá ya sea durante el trabajo de parto o unos cuantos días antes de que comience el trabajo de parto.

Desprendimiento de la placenta

El desprendimiento de placenta es una afección muy grave en la que la placenta comienza a desprenderse de la pared del útero. Esta afección no necesariamente lleva a sangrado vaginal, pero causará dolor de estómago. Usted puede dar a luz prematuramente a su bebé si esta condición ocurre unos días antes de la fecha prevista de parto.

Placenta Praevia

La placenta Praevia, también llamada placenta baja, es una afección en la que la placenta está muy cerca del cuello uterino o que lo cubre, ya que está unida a la sección inferior del útero. Esto hará que su bebé tenga dificultades para salir de su cuerpo. Usted puede verificar la posición de su placenta en la exploración morfológica. El bebé no podrá moverse más allá de la placenta si está cubriendo o cerca del cuello uterino. En estas condiciones, el médico le recomendará que se someta a una cesárea.

Vasa Praevia

Vasa Praevia es una condición que ocurre cuando los vasos sanguíneos en el cordón umbilical cubren el cérvix a través de las membranas. Esta condición ocurre en aproximadamente 1 de cada 3000 a 1 de cada 6000 nacimientos. Los vasos sanguíneos del cordón umbilical a menudo están protegidos dentro de la membrana del cordón, pero si la membrana se rompe y su agua se rompe al mismo tiempo, estos vasos pueden romperse también. Esto llevará a que se presente sangrado vaginal y existe la posibilidad de que su bebé

---

pierda mucha sangre y muera. Es difícil identificar los síntomas de vasa Praevia que dificultan el diagnóstico. Dicho esto, una ecografía podría ayudar a detectar esta condición antes del nacimiento. Si la frecuencia cardíaca del bebé cambia repentinamente, disminuye o se vuelve rápida, o si hay algún sangrado en la vagina, debe pedirle a su médico que revise si hay vasa Praevia. Esta afección está relacionada con la placenta de Praevia.

¿Cómo identificar las causas de la hemorragia?

Tendrá que hacerse una ecografía, un examen vaginal o pélvico o un análisis de sangre para verificar los niveles hormonales e identificar la razón del sangrado vaginal. También se le preguntará acerca de otros síntomas como mareos, dolor, calambres y más. Si su bebé no tiene pronosticado nacer en mucho tiempo y los síntomas no son graves, el médico lo vigilará y puede mantenerlo en observación durante unos días. Dependiendo de lo que esté causando el sangrado, es posible que necesite permanecer en el hospital sólo por una noche o hasta que dé a luz. Esto es para mantenerlos a usted y a su bebé sanos, y para que el parto sea seguro, independientemente de la situación.

Capítulo cuatro: Comezón durante el embarazo

Usted puede tener algo de comezón leve durante su embarazo ya que su sangre suministrará más sangre a la piel. La piel alrededor de su abdomen también se estirará durante el embarazo a medida que su bebé crece, y esto también puede causar un ligero picor. Usted no tiene que preocuparse por una picazón leve, pero si la picazón se vuelve severa podría ser un signo de colestasis obstétrica, que es una afección hepática. Sólo una de cada 100 mujeres embarazadas se verá afectada por esta afección.

Picazón leve

Puede usar ropa suelta para evitar la picazón, ya que la ropa no causará ninguna fricción al frotarla contra su piel. Esto reducirá cualquier irritación. Usted debe tratar de usar sólo algodón u otras telas naturales para asegurarse de que el aire circule a través de su cuerpo. También puede sentir alivio cuando se aplica un poco de crema hidratante o loción o cuando toma un baño frío. Si usted encuentra que algunos perfumes fuertes irritan su piel, usted debe cambiar a perfumes suaves. Si tiene picazón severa, que no se detiene, debe consultar a su médico inmediatamente.

Colestasis obstétrica (OC)

La colestasis obstétrica (OC) o colestasis intrahepática es un trastorno hepático que sólo afecta a algunas mujeres durante el embarazo, especialmente en el último trimestre.

Causas de la colestasis obstétrica

Las causas de la OC aún no están claras. En algunos casos, la hormona del embarazo también puede estar involucrada. Debido a que las hormonas del embarazo aumentan en el cuerpo durante el embarazo, estas hormonas reducirán el flujo de la bilis. Esto significa que el número de sales en la bilis se acumulará en el hígado en lugar de dejarlo. Estas sales entrarán en el torrente sanguíneo, lo que le hará sentir picazón.

La OC a menudo es hereditaria, pero puede ocurrir durante el embarazo incluso si usted no tiene ninguna familia que haya sido afectada por este trastorno. Si usted tuvo OC en un embarazo anterior, también puede desarrollarla durante sus embarazos posteriores. Si usted tiene OC, el riesgo de parto prematuro y nacimiento de mortinatos aumenta. Su bebé también puede tener algunos problemas con la respiración, y su médico puede inducir el trabajo de parto incluso antes de la fecha prevista de parto para prevenir estas complicaciones.

Síntomas de colestasis obstétrica

Uno de los síntomas clásicos de la OC es una picazón sin ningún sarpullido. Esto generalmente sucede en las plantas de los pies y en las palmas de las manos, pero algunas veces puede estar más extendido. La picazón empeorará por la noche y también es insoportable y continua. Otro síntoma de la OC es la ictericia, las deposiciones pálidas y la orina oscura. Usted encontrará que la comezón ha desaparecido después de haber dado a luz.

Tratamiento de la colestasis obstétrica

La colestasis obstétrica se puede diagnosticar con base en los antecedentes familiares y médicos. Usted también puede tomar algunos exámenes de sangre para verificar el funcionamiento del hígado. Si se le diagnostica OC, necesitará hacerse pruebas de la función hepática regularmente hasta que dé a luz. Estos exámenes le permitirán al médico monitorear de cerca su condición. La loción de calamina y otras cremas recetadas por su médico se pueden usar durante el embarazo. Estas cremas pueden proporcionar algún alivio. Su médico también puede pedirle que tome algún medicamento que reduzca la picazón y disminuya el número de sales biliares. La OC hará difícil que su cuerpo absorba la vitamina K, que es un nutriente importante para asegurar que la sangre se coagule. Discuta sus opciones y su salud con su médico si le diagnostican OC.

Capítulo Cinco: Presión arterial alta durante el embarazo

Se dice que usted tiene presión arterial alta si la medida de su presión arterial es igual o mayor a 130/80 mm Hg. Esta afección es grave y constituye una preocupación importante para muchas mujeres. Si se maneja bien, la presión arterial alta no tiene que ser necesariamente peligrosa durante el embarazo.

Causas de la hipertensión durante el embarazo

Hay numerosas razones por las que una mujer puede desarrollar presión arterial alta durante su embarazo, y estas incluyen:

- Ser obeso o tener sobrepeso
- No mantenerse activa
- Beber alcohol

- Fumar
- Primer embarazo
- Antecedentes de hipertensión en la familia
- Tiene más de 35 años
- Partos múltiples
- Tener enfermedades autoinmunes como diabetes

Factores de riesgo

Existen algunos factores de riesgo que llevan a que se presente hipertensión arterial durante el embarazo.

Embarazo

Las mujeres que están embarazadas por primera vez probablemente tendrán presión arterial alta, pero existe la posibilidad de que esta condición no se presente durante futuros embarazos. Si una mujer está embarazada de varios bebés, puede provocar hipertensión. El cuerpo de la mujer necesitará el doble o el triple de esfuerzo para asegurarse de que proporciona la nutrición necesaria a los bebés.

Estilo de vida

Un estilo de vida poco saludable puede aumentar el riesgo de desarrollar hipertensión o presión arterial alta durante el embarazo. Si usted es una mujer obesa o tiene sobrepeso, o no se mantiene activa, el riesgo de desarrollar presión arterial alta aumentará.

Edad

Las mujeres embarazadas mayores de treinta y cinco años tienen un mayor riesgo de desarrollar hipertensión. Las mujeres que tienen hipertensión antes de quedar embarazadas tendrán un mayor riesgo de desarrollar algunas complicaciones durante el embarazo en comparación con las mujeres que tienen presión arterial normal antes de quedar embarazadas.

Diferentes condiciones relacionadas con la sangre

Hay tres condiciones diferentes que una mujer puede desarrollar durante el embarazo si tiene hipertensión.

Hipertensión crónica

Muchas veces las mujeres tienen hipertensión o presión arterial alta antes de quedar embarazadas. Esta condición también se conoce como hipertensión crónica y puede ser tratada con medicamentos. Los médicos también dicen que las mujeres que desarrollan hipertensión durante el embarazo tienen hipertensión crónica, y esto es cierto para aquellas mujeres que desarrollan hipertensión durante las primeras veinte semanas de su embarazo.

Hipertensión gestacional

Usted puede desarrollar hipertensión gestacional durante su vigésima semana de embarazo, y esta condición se resolverá después del parto. Si la hipertensión gestacional se diagnostica antes de las treinta semanas, puede aumentar el riesgo de desarrollar preeclampsia.

Preeclampsia superpuesta e hipertensión crónica

Si usted tenía hipertensión crónica antes de quedar embarazada, desarrollará preeclampsia durante el embarazo. Esto puede llevar a algunas complicaciones adicionales durante el mismo, incluyendo proteínas en la orina.

Cómo controlar su presión arterial

La presión arterial se mide como una fracción donde la presión arterial sistólica es el numerador y la presión arterial diastólica es el denominador. La presión arterial sistólica medirá la presión de la sangre en sus arterias cuando su corazón está apretando o latiendo la sangre del corazón hacia su cuerpo. La presión diastólica medirá la presión de la sangre en sus arterias cuando su corazón está en reposo.

Usted no tiene que ir al médico para controlar su presión arterial, pero puede comprar un tensiómetro en línea o en la farmacia. La mayoría de estos dispositivos se colocan sólo en la parte superior del brazo o la muñeca. Usted puede llevar el monitor al consultorio de su médico para que le ayude a verificar la precisión del mismo. También puede visitar cualquier tienda, incluyendo una farmacia donde pueda tomar las lecturas de la presión arterial. Usted debe tomar las lecturas de la presión arterial a la misma hora todos los días para asegurarse de tener lecturas precisas. Mantenga las piernas sin cruzar y siempre use el mismo brazo. Si usted tiene presión arterial alta repetidamente, debe informar a su médico inmediatamente.

Presión Arterial Normal

Su médico tomará una medida de referencia de su presión arterial al comienzo de su embarazo para determinar cuál debe ser su presión arterial normal durante el embarazo. Luego, se le medirá la presión arterial durante cada visita.

Presión arterial alta

Si su presión arterial es superior a 130/99 mm Hg, o si está en un número mayor que la presión antes de quedar embarazada, deberá visitar al médico inmediatamente. La presión arterial alta se define como una alta sistólica con una diastólica que es de 90 mm Hg o superior o la presión es de 140 mm Hg. La presión arterial puede disminuir para una mujer al comienzo del embarazo, ya que las hormonas conducirán al ensanchamiento de los vasos sanguíneos, y como resultado de esto el flujo de sangre en el cuerpo no será demasiado alto.

Presión arterial baja

No hay un número que usted pueda poner para determinar la presión arterial baja. Los siguientes son algunos de los síntomas de la presión arterial baja:

- Piel fría y húmeda
- Dolor de cabeza
- Sentirse Desmayado
- Mareos
- Náusea

¿Qué causa los cambios en la presión arterial?

Cuando una mujer progresa a través de su embarazo, la presión arterial puede regresar al nivel normal o cambiar dependiendo de su cuerpo. He aquí algunas de las razones por las que esto puede suceder.

1. La cantidad de sangre aumentará en el cuerpo. Numerosos estudios concluyen que el volumen de sangre de una mujer aumentará en un cuarenta y cinco por ciento durante el embarazo, y que esta sangre extra necesitará ser bombeada por todo el cuerpo por el corazón.
2. El lado izquierdo del corazón, que hace el bombeo, se volverá más grande y grueso. Esto le dará al corazón la oportunidad de bombear más sangre.
3. Los riñones aumentarán la producción de la hormona vasopresina, que llevará a la retención de agua en el cuerpo.

La presión arterial alta durante el embarazo a menudo se reduce cuando usted da a luz al bebé.

En algunas situaciones, la presión arterial seguirá siendo elevada y su médico le recetará algún medicamento para que el nivel vuelva a la normalidad.

Capítulo Seis: Preeclampsia

Muchas mujeres desarrollan preeclampsia durante el embarazo después de veinte semanas. También pueden desarrollar preeclampsia inmediatamente después del parto. Si usted tiene preeclampsia, tendrá retención de líquidos o edema, presión arterial alta y algo de proteína en la orina. Si usted no trata esto inmediatamente, puede llevar a algunas complicaciones severas y puede ser potencialmente mortal en algunos casos. La preeclampsia puede llevar a problemas de crecimiento y desarrollo en el bebé.

La causa exacta de la preeclampsia aún se desconoce, pero se cree que la preeclampsia ocurre siempre que hay un problema con la placenta. Es posible que las mujeres no se den cuenta de que tienen preeclampsia durante el embarazo y sólo se puede diagnosticar a través de citas de rutina con el médico.

Síntomas de preeclampsia

Síntomas Tempranos

Las mujeres que desarrollan preeclampsia presentarán los siguientes síntomas:

- Proteína en la orina o proteinuria
- Hipertensión o presión arterial alta

Usted no notará estos síntomas durante su embarazo, pero su médico debe recogerlos durante sus citas. La mayoría de las mujeres embarazadas sufren de presión arterial alta, por lo que esto no puede sugerir preeclampsia. Si hay proteína en la orina, se puede utilizar para indicar la afección.

Síntomas progresivos

Cuando usted desarrolla preeclampsia, esto llevará a la retención de líquidos. Esto causará hinchazón en los tobillos, pies, manos y cara. La retención de líquidos o edema es un síntoma común del embarazo, pero sólo ocurre en las partes inferiores del cuerpo como los tobillos y los pies. El edema se desarrollará gradualmente, pero si la hinchazón es muy repentina puede ser un signo de preeclampsia. La preeclampsia puede causar lo siguiente a medida que progresa:

- Menos orina
- Problemas de visión, como ver luces parpadeantes o borrosidad
- Sensación de malestar general
- Náuseas y vómitos
- Aumento excesivo de peso
- Mareos
- Dolores de cabeza severos
- Dificultad para respirar
- Dolor en la parte superior del abdomen (justo debajo de las costillas)

Cuando usted nota cualquiera de estos síntomas, debe consultar a su médico inmediatamente. La preeclampsia puede llevar a numerosas complicaciones si no se trata adecuadamente. Algunas de estas complicaciones son:

- HELLP (una combinación de coagulación sanguínea y trastorno hepático)

- Paro cardíaco
- Eclampsia (convulsiones)
- Problemas en los riñones y el cerebro

Sin embargo, estas complicaciones son extremadamente raras.

¿Cómo afecta la preeclampsia a su bebé no nacido?

La preeclampsia puede llevar al nacimiento prematuro de su bebé, y uno de los principales signos de preeclampsia es el crecimiento lento del feto. El feto no recibirá un suministro adecuado de sangre a través de la placenta, y también recibirá menos nutrientes y menos oxígeno, que son esenciales para el crecimiento del bebé. Esta condición se denomina retardo del crecimiento intrauterino o restricción del crecimiento intrauterino.

Factores de riesgo

Se han identificado algunos factores que pueden aumentar el riesgo de desarrollar preeclampsia. Algunos de ellos lo son:

- Usted desarrolló preeclampsia durante su embarazo anterior, lo que significa que hay un veinte por ciento de probabilidad de que desarrolle esta afección en futuros embarazos.
- Tiene presión arterial alta, migrañas, diabetes y enfermedad renal.

Algunos de los otros factores de riesgo son:

- Hay más posibilidades de que usted desarrolle preeclampsia durante su primer embarazo en comparación con sus embarazos futuros.
- Su último embarazo fue hace más de diez años.
- Su madre o su hermana tuvieron preeclampsia durante el embarazo.

- Tiene más de 40 años o es una adolescente.
- Usted era obesa antes de su embarazo.
- Va a tener gemelos o trillizos.

Tratamiento de la preeclampsia

Usted puede tratar la preeclampsia manteniendo su presión arterial y tratando los otros síntomas con medicamentos. Una de las formas más sencillas de tratar la preeclampsia es dar a luz al bebé.

Capítulo Siete: Vómitos graves durante el embarazo

El vómito y las náuseas son muy comunes durante el embarazo, y esto es especialmente cierto durante el primer trimestre. Algunas mujeres experimentan vómitos excesivos y náuseas, y esta afección se denomina hiperemesis gravídica. Usted necesitará ser tratada por un médico si sufre de esta condición. Esta afección no es muy común, pero se puede tratar. Es peor que las náuseas matutinas, y si no puede retener ningún alimento o líquido, debe decírselo a su médico inmediatamente.

Síntomas de hiperémesis gravídica

Si tiene vómitos excesivos durante el embarazo, se dará cuenta de que son mucho peores que las náuseas o náuseas matutinas. Los síntomas de vómitos excesivos comenzarán a las cinco semanas de embarazo y se resolverán a las veinte semanas. Algunos de los signos de hiperémesis gravídica son:

- Cetosis, que es una afección grave que se produce debido a un aumento en el número de cetonas en la orina y la sangre. Las cetonas son sustancias químicas ácidas que produce el cuerpo cuando descompone la grasa para producir energía.
- Vómitos y náuseas intensos o prolongados
- Pérdida de peso
- Deshidratación
- Confusión, ictericia, desmayos y dolores de cabeza
- Hipotensión o presión arterial baja cuando usted se pone de pie

El vómito o la náusea a menudo es tan severo que se vuelve imposible para usted mantener cualquier alimento o líquido en su estómago. Esto llevará a la pérdida de peso y a la deshidratación. La hiperemesis gravídica a menudo es desagradable y tiene algunos síntomas dramáticos. La buena noticia es que no le hará daño a su bebé. Dicho esto, si usted pierde demasiado peso durante el embarazo, existe el riesgo de un bajo peso al nacer.

Tratamiento de la hiperémesis gravídica

Algunos casos de hiperémesis gravídica se pueden controlar utilizando antiácidos, a través del reposo y mediante un cambio en la dieta. Algunos casos graves de hiperémesis gravídica requerirán tratamiento especial, y usted necesitará ser admitido en el hospital para que su médico pueda evaluar la afección y darle el tratamiento requerido. A usted se le pueden administrar algunos líquidos intravenosos a través de un goteo para detener el vómito y también tratar la cetosis. Usted nunca debe tomar ningún medicamento sin hablar primero con su médico.

Coágulos de sangre e hiperemesis gravídica

Debido a que la hiperémesis gravídica puede llevar a la deshidratación, usted tiene un riesgo más alto de desarrollar un coágulo de sangre o trombosis profunda.

Capítulo ocho: Diabetes gestacional durante el embarazo

Si usted tiene altos niveles de azúcar en la sangre durante su embarazo, tiene diabetes gestacional. Sus niveles de azúcar en la sangre pueden haber sido normales antes de quedar embarazada, pero pueden haber aumentado durante el embarazo. Dicho esto, usted podría dar a luz a un bebé sano incluso si tiene diabetes gestacional. Usted debe visitar a su médico y tomar algunas medidas sencillas que le ayudarán a controlar sus niveles de azúcar en la sangre. Cuando nazca su bebé, verá que la diabetes gestacional desaparece. El riesgo de desarrollar diabetes tipo II después de dar a luz aumenta si usted tiene diabetes gestacional.

Síntomas de Diabetes Gestacional

No hay síntomas de diabetes gestacional en las mujeres, y muchas mujeres sólo se enteran de que tienen diabetes gestacional cuando se someten a sus pruebas de rutina.

¿Qué causa la diabetes gestacional?

La placenta produce hormonas durante el embarazo, y estas hormonas pueden aumentar la cantidad de glucosa en la sangre. El páncreas producirá suficiente insulina, la cual puede manejar este aumento en la glucosa, pero si su cuerpo no puede producir la cantidad requerida de insulina, los niveles de azúcar en la sangre aumentarán. Esto conducirá al desarrollo de diabetes gestacional.

Factores de Riesgo para Diabetes Gestacional

La diabetes gestacional afecta por lo menos el diez por ciento del embarazo cada año, y usted puede desarrollar diabetes gestacional si usted:

- Es asiática, afroamericana, nativo americana o hispana
- Tenía sobrepeso antes de quedar embarazada
- Tiene antecedentes familiares de diabetes
- Tienen niveles muy altos de azúcar en la sangre, pero esto no necesariamente conduce a la diabetes.
- Tiene algunas complicaciones médicas, incluyendo presión arterial alta
- Haber dado a luz a un bebé que pesaba más de nueve libras.
- Haber dado a luz a un bebé con defectos congénitos
- Tiene más de 25 años
- Ha tenido diabetes gestacional en embarazos anteriores

Pruebas y diagnóstico de la diabetes gestacional

Es sólo después de doce semanas que el riesgo de diabetes gestacional aumentará. Su médico revisará sus niveles de azúcar en la sangre para identificar si usted tiene diabetes gestacional después de las veinticuatro semanas de embarazo. Si usted tiene un riesgo más alto, tendrá que hacerse la prueba antes. Antes de someterse a una prueba de diabetes gestacional, primero debe beber una bebida que esté llena de azúcar. Esto aumentará los niveles de azúcar en la sangre en su cuerpo. Usted debe hacerse una prueba de sangre una hora después para entender cómo su cuerpo ha manejado las grandes cantidades de azúcar. Si los resultados de su prueba muestran que sus niveles de azúcar en la sangre son más altos que el límite requerido, usted necesitará realizar más pruebas. Esto significa que usted debe medir el azúcar en la sangre cuando ayune y también debe hacerse una prueba de glucosa después de tres horas. Es posible que tenga que hacerse otra prueba más tarde durante el embarazo, incluso si los resultados de la prueba son normales, pero tiene un mayor riesgo de desarrollar diabetes gestacional.

Tratamiento de la diabetes gestacional

Su médico le pedirá que haga lo siguiente cuando quiera tratar la diabetes gestacional:

- Hacerse exámenes de orina para verificar el nivel de cetonas en su cuerpo
- Siempre revise sus niveles de azúcar en la sangre por lo menos cuatro veces al día.
- Consuma una dieta saludable
- Siempre haga ejercicio

Su médico hará un seguimiento constante de su aumento de peso y también le informará si hay algún otro medicamento que deba tomar para tratar la diabetes gestacional.

Complicaciones de la diabetes gestacional

Hay muchas otras complicaciones que pueden surgir debido a la diabetes gestacional.

Para el Bebé

- Diabetes tipo 2 más tarde en la vida
- Nacimiento prematuro
- Alto peso al nacer
- Nivel bajo de azúcar en la sangre
- Síndrome de dificultad respiratoria

Para la madre

- Diabetes más adelante en la vida
- La diabetes en un futuro embarazo
- Presión arterial alta y preeclampsia
- Mayor probabilidad de cesárea

Si desea prevenir la diabetes gestacional o desarrollar diabetes en el futuro, debe comenzar a hacerse la prueba de la diabetes al menos ocho semanas después de dar a luz.

Dieta y ejercicio

Siga los pasos que se mencionan a continuación para prevenir la diabetes gestacional:

- Consuma una dieta baja en azúcar y saludable. Pídale a su nutricionista que desarrolle un plan de comidas que esté preparado para alguien que tenga diabetes. Usted debe cambiar a alimentos naturales como zanahorias, pasas y frutas en lugar de consumir dulces, helados y galletas. Usted también debe aumentar su consumo de granos enteros y vegetales, y vigilar el tamaño de sus porciones.

- Usted nunca debe perder peso durante su embarazo, así que si tiene sobrepeso trate de bajar de peso antes de quedar embarazada. Usted debe asegurarse de que está en el peso ideal antes de quedar embarazada.

- Asegúrese de hacer ejercicio siempre durante el embarazo. Si usted está tratando de concebir, debe comenzar a hacer ejercicio entonces. Trate de hacer ejercicio al menos treinta minutos todos los días.

- También debe asegurarse de obtener la atención prenatal adecuada. Debe hacerse todas las pruebas necesarias durante el embarazo y asegurarse de hablar con su médico sobre su alimentación y su actividad.

Capítulo Nueve: Algunas Otras Complicaciones

Hay algunas otras complicaciones que debe tener en cuenta durante el embarazo.

El nivel de actividad del bebé disminuye

Si su bebé estaba activo, pero parece tener menos energía ahora, no tiene por qué preocuparse. Esto puede ser normal, pero ¿cómo lo sabrás? Usted puede probar algunas cosas antes de correr al médico para entender si hay un problema. Coma algo o beba algo frío y acuéstese de lado. Si su bebé se mueve ahora, usted no tiene que preocuparse. También debe contar el número de veces que su bebé la patea. Usted siempre debe establecer un punto de referencia de la actividad de su bebé para entender si su bebé se está moviendo menos o más. Su bebé debe darle patadas por lo menos diez veces en dos horas, y si él o ella patea menos veces, usted necesitará consultar a su médico. Alternativamente, usted puede tomar un ultrasonido para determinar el crecimiento y desarrollo del feto.

Contracciones Tempranas durante el Tercer Trimestre

Las contracciones tempranas son un signo de nacimiento prematuro. Muchas madres primerizas no pueden diferenciar entre parto falso y parto verdadero. Las contracciones de parto falsas o las contracciones de Braxton-Hicks son no rítmicas e impredecibles. Tampoco aumentan en intensidad. Si bebe suficiente agua, estas contracciones disminuirán en unas pocas horas. Las contracciones regulares, sin embargo, aumentarán en intensidad y están separadas por unos diez minutos. Si usted está en el tercer trimestre y tiene contracciones, debe llamar al médico de inmediato. Su médico puede detener el trabajo de parto si es demasiado temprano para que su bebé salga.

Pausas de agua

Sientes que el agua corre por tus piernas cuando te levantas del sofá para tomar un vaso de agua. Usted puede pensar que su fuente se ha roto, pero también podría ser una fuga de orina. Su vejiga está bajo mucha presión durante su embarazo debido al agrandamiento del útero. Es sólo para unas pocas mujeres que romper aguas será un dramático chorro de líquido.

Usted debe ir al baño inmediatamente y vaciar su vejiga si no está segura de por qué hay un repentino chorro de líquido. Si el líquido no se detiene, usted podría haber roto la fuente, y debe ir al hospital.

Síntomas de la gripe

Los expertos dicen que las mujeres siempre deben vacunarse contra la gripe durante el embarazo. Las mujeres son más propensas a enfermarse durante el embarazo y tienen algunas complicaciones graves causadas por la gripe. Si contrae la gripe, no corra al hospital. Hable primero con su médico y vea qué puede hacer.

75

Capítulo Diez: Ejercicio y embarazo

Es importante que usted realice actividad física regular durante su embarazo ya que esto tiene múltiples beneficios. La actividad física también preparará su cuerpo para el parto. Es importante que entiendas tu cuerpo y elijas los ejercicios adecuados para mantenerte fuerte. Puede modificar estos ejercicios para que le resulten más fáciles. Usted no tiene que realizar ejercicios extenuantes durante el embarazo. Usted debe ser sensible sobre el nivel de ejercicio que está realizando. Debe consultar a un profesional de la salud, médico, fisioterapeuta para asegurarse de que su rutina de ejercicios no sea perjudicial para usted o para el bebé.

Consejos para el ejercicio

No deberías agotarte nunca. Trate de realizar ejercicios ligeros durante el embarazo. Tendrá que reducir el número de ejercicios que realiza y disminuir la velocidad a medida que avance su embarazo. Si alguna vez tiene dudas, debe consultar a su médico. Una manera de medir si el ejercicio es ligero o moderado es ver si puede tener una conversación mientras hace ejercicio. Usted probablemente está haciendo demasiado ejercicio si es incapaz de mantener una conversación mientras hace ejercicio.

Si nunca estuvo activa antes de estar embarazada, no haga ejercicios extenuantes inmediatamente. Independientemente del tipo de ejercicio que haga, debe informarle al instructor que está embarazada. Asegúrese de no realizar más de quince minutos de ejercicio continuo. Usted puede aumentar el tiempo que pasa haciendo ejercicio a treinta minutos cuando se sienta mejor. Recuerde que el ejercicio sólo debe ser beneficioso y no agotador.

Algunos consejos que debe tener en cuenta son:

- Realice siempre algunos ejercicios de calentamiento y enfriamiento.
- Trate de mantenerse activa por lo menos treinta minutos todos los días. Usted puede caminar por treinta minutos o

realizar cualquier ejercicio pequeño por treinta minutos.

- No realice ningún ejercicio extenuante durante el clima húmedo o caluroso.
- Siempre beba mucha agua.
- Asegúrese de que su instructor esté calificado y que sepa que está embarazada.
- La natación es un buen ejercicio por considerar ya que el agua soportará el peso de su feto.

Ejercicios a evitar

- Después de 16 semanas de gestación, debe evitar acostarse boca arriba, ya que el peso de la protuberancia presionará contra algunos vasos sanguíneos, lo que reducirá el flujo de sangre al feto y también hará que se sienta débil o desmayada.
- Evite cualquier tipo de deporte de contacto, ya que existe el riesgo de que la golpeen. No participe en actividades como judo, rugby, fútbol, tenis, squash o kickboxing.

- Evite el esquí alpino, la equitación, el ciclismo, la gimnasia y el hockey sobre hielo, ya que existe la posibilidad de que se caiga.
- Debido a que el feto no tiene ninguna protección contra la embolia gaseosa o la enfermedad por descompresión, usted debe evitar el buceo con tanque de oxígeno.
- Debe evitar llegar a alturas superiores a los 2.500 metros a menos que esté aclimatada a esas alturas.

Ejercicios para un embarazo en forma

Usted debe tratar de realizar los ejercicios durante su embarazo. Estos ejercicios ayudarán a fortalecer los músculos de la espalda y la pelvis, permitiéndole llevar el peso extra. También ayudarán a mejorar la circulación, a fortalecer las articulaciones, a aliviar el dolor de espalda y a sentirse mejor.

Ejercicios para fortalecer el estómago

Cuando su bebé empiece a crecer, se dará cuenta de que la parte baja de la espalda tiene un hueco, y esto aumentará durante el embarazo. Esto le dará dolor de espalda y le dificultará estar de pie. Usted debe realizar algunos ejercicios para fortalecer los músculos abdominales y aliviar su dolor de espalda.

- Bájese con cuidado al suelo y coloque las manos sobre los hombros y las rodillas debajo de las caderas.
- Mantenga la espalda recta y estire los dedos hacia adelante.
- Tome una inspiración profunda y jale los músculos de su estómago hacia su espalda.
- Ahora, levanta la espalda y mueve la cabeza hacia el techo. Deja que tu cabeza se relaje. Asegúrese de no bloquear los codos.
- Mantenga esta posición durante cuatro segundos y regrese al centro.
- Debe asegurarse de no doblar la espalda. Siempre mantenga la espalda recta. Realice este ejercicio diez veces y

asegúrese de mover los músculos con cuidado.

- No se esfuerce ni se empuje. Deje que su espalda se mueva tanto como pueda.

Ejercicios de inclinación pélvica

- Párese contra una pared con las piernas separadas a la anchura de los hombros.
- Flexione ligeramente las rodillas.
- Respira profundamente y tire del estómago hacia la columna vertebral. Aplaste la espalda contra la pared y contenga la respiración durante cuatro segundos. Exhale suavemente.
- Repita este ejercicio diez veces.

Ejercicios del suelo pélvico

Los ejercicios del suelo pélvico ayudarán a fortalecer los músculos de la pelvis. Estos músculos están bajo mucho estrés y tensión durante el embarazo y el parto. La pelvis consiste en numerosas capas de músculos que se estirarán para crear algún tipo de soporte desde el extremo de la columna vertebral hasta el hueso púbico.

82

Capítulo Once: Pruebas del laboratorio

Se le pedirá que se someta a numerosas pruebas, imágenes y pruebas de detección durante su embarazo, y estas pruebas están diseñadas para ayudarla a usted y al médico a evaluar la salud de su bebé. Su médico usará estas pruebas para optimizar el desarrollo prenatal y el cuidado que usted le brinda a su bebé.

Examen genético

Es fácil diagnosticar diferentes tipos de anomalías genéticas antes de dar a luz a su bebé. Su médico puede pedirle que se haga algunas pruebas genéticas durante su embarazo si usted o su pareja tienen antecedentes de diferentes trastornos genéticos. Si usted estaba embarazada de un bebé que tuvo una anomalía genética mientras aún estaba en el útero, siempre es bueno hacerse un examen genético para proteger a su bebé.

Algunos trastornos genéticos que se pueden diagnosticar antes del nacimiento lo son:

- Hemofilia A
- Anemia drepanocítica
- Fibrosis quística
- Talasemia
- Enfermedad renal poliquística
- Distrofia muscular de Duchenne
- Enfermedad de Tay-Sachs

Puede utilizar los métodos de detección que se mencionan a continuación durante su embarazo:

- Amniocentesis
- Prueba de alfafetoproteína (AFP) o prueba de marcadores múltiples
- Prueba de ADN fetal sin células
- Muestras percutáneas de sangre umbilical (tomar una pequeña muestra de sangre del cordón umbilical del bebé)
- Muestra de vellosidades coriónicas
- Gammagrafía por ultrasonido

Pruebas Prenatales del Primer Trimestre

Durante el primer trimestre, deberá hacerse un análisis de sangre materno y una ecografía para controlar el desarrollo del feto. Estos exámenes ayudarán al médico a determinar si el feto está en riesgo de desarrollar cualquier defecto congénito. Las pruebas de detección realizadas durante el primer trimestre incluyen:

1. Ultrasonido para determinar la translucencia nucal: Este examen examinará el área alrededor del cuello del feto para verificar si hay engrosamiento o aumento de líquido a través de una ecografía.
2. Ultrasonido para determinar el hueso nasal: Es difícil ver el hueso nasal en algunos bebés que tienen una anomalía cromosómica como el síndrome de Down. Se realiza un ultrasonido durante la undécima semana de gestación para determinar el hueso nasal.
3. Análisis de sangre materna o de suero: Estas pruebas se utilizan para medir los

niveles de dos sustancias que se encuentran en cada mujer embarazada:

   a. Proteína plasmática A: Esta proteína se produce en las primeras semanas de embarazo en la placenta, y los niveles anormales de esta proteína aumentarán el riesgo de anomalías cromosómicas.

   b. Gonadotropina coriónica: Esta hormona también se produce en la placenta durante las primeras semanas del embarazo, y los niveles anormales de esta hormona aumentarán el riesgo de anormalidad cromosómica.

Si los resultados de cualquiera de estas pruebas son anormales, es importante que busque asesoría genética. Algunas pruebas adicionales como la amniocentesis, el muestreo de las vellosidades coriónicas, los ultrasonidos y las pruebas de ADN fetal tendrán que ser completadas para diagnosticar con precisión los problemas.

Pruebas de detección prenatales del segundo trimestre

Durante el segundo trimestre, usted necesitará tomar varias pruebas llamadas marcadores múltiples. Estas pruebas proporcionan información sobre cualquier defecto de nacimiento o trastorno genético que su bebé pueda desarrollar durante el embarazo. Estas pruebas se realizan tomando una muestra de sangre entre las semanas 16 y 18 de su embarazo. Algunos de estos marcadores incluyen:

1. Detección de AFP: Este examen medirá los niveles de AFP en su sangre durante su embarazo. La AFP es una proteína producida por el líquido amniótico que cubre al feto, y esta proteína puede entrar en la sangre cuando pasa a través de la placenta. Si su sangre tiene niveles anormales de AFP, puede indicar lo siguiente:
   a. Defectos en la pared del abdomen en el feto
   b. Debido a que los niveles son diferentes a lo largo del embarazo,

puede indicar una fecha de parto mal calculada.

    c. Anomalías cromosómicas como el síndrome de Down

    d. Espina bífida y otros defectos del tubo neural

    e. Gemelos - en este caso, los niveles más altos de AFP en su sangre se deben a que dos fetos están produciendo la misma proteína.

2. El estriol, la inhibina y la gonadotropina coriónica son hormonas que se pueden utilizar para determinar la salud del feto. Esta hormona se produce en la placenta.

Cualquier resultado anormal en estas pruebas significa que será necesario realizar algunas pruebas adicionales para eliminar dudas. Su médico puede pedirle que se haga una ecografía para verificar la salud del feto y también reevaluar los hitos de su embarazo. Cuando haya realizado las pruebas durante el primer y segundo trimestre, puede usar los resultados para confirmar si su feto está sano o no.

Ultrasonido

Se utiliza una ecografía para crear una imagen del bebé y de los órganos internos utilizando ondas sonoras de alta frecuencia. Se realiza una ecografía durante el embarazo para verificar la fecha prevista de parto y controlar el crecimiento del feto.

¿Cuándo se realiza un ultrasonido durante el embarazo?

Una ecografía se realiza durante el embarazo por numerosas razones:

Primer Trimestre

- Detectar cualquier anormalidad en el feto
- Examinar la anatomía del útero
- Determinar el número de fetos
- Evaluar la fecha de vencimiento
- Diagnosticar un aborto espontáneo o un embarazo ectópico

Mitad del trimestre

- Reevaluar la fecha de vencimiento si es necesario
- Ayudar en algunas pruebas prenatales
- Examinar el feto en busca de anormalidades, si las hubiera
- Verificar la cantidad de líquido amniótico
- Monitorear el crecimiento del feto
- Examinar el flujo de sangre
- Observar la actividad y el comportamiento fetal
- Medir la longitud del cuello uterino

Tercer Trimestre

- Monitorear el crecimiento del feto
- Verificar la cantidad de líquido amniótico
- Evaluar la placenta
- Determinar la posición del feto
- Realizar una prueba de perfil biofísico

Conclusión

Gracias por comprar el libro.

El embarazo es uno de los momentos más emocionantes de la vida de una mujer, pero también es uno de los períodos más sensibles de su vida. Una mujer deberá tener en cuenta muchas cosas con respecto a su nutrición para asegurarse de que ella y su bebé estén seguros. Durante el transcurso de este libro, usted recopilará información sobre los diferentes suplementos que puede tomar para prevenir deficiencias y diferentes complicaciones durante el embarazo. Espero que reúnas toda la información que buscas y que estés sana durante tu embarazo.

Fuentes

https://www.webmd.com/baby/features/7-pregnancy-warning-signs#2

https://www.pregnancybirthbaby.org.au/search-results/complications

https://www.healthline.com/health/pregnancy/delivery-complications#risk-factors

https://www.pregnancybirthbaby.org.au/pregnancy-complications

https://www.pregnancybirthbaby.org.au/severe-vomiting-during-pregnancy-hyperemesis-gravidarum

https://www.pregnancybirthbaby.org.au/bleeding-during-pregnancy

https://www.pregnancybirthbaby.org.au/itching
-during-pregnancy

https://www.pregnancybirthbaby.org.au/pre-
eclampsia

https://www.healthline.com/nutrition/supplem
ents-during-pregnancy#TOC_TITLE_HDR_5

https://www.healthline.com/health/high-blood-
pressure-hypertension/during-
pregnancy#complications

https://www.webmd.com/diabetes/gestational-
diabetes#2

https://www.pregnancybirthbaby.org.au/exercis
ing-during-pregnancy

https://www.hopkinsmedicine.org/health/welln
ess-and-prevention/common-tests-during-
pregnancy